Les
Aphrodisiaques

D0766876

LES ÉDITIONS QUEBECOR INC.
7, chemin Bates
Bureau 100
Outremont (Québec)
H2V 1A6

© 1994, Les Éditions Quebecor, Denis Lévesque
Dépôt légal, 1er trimestre 1994

Bibliothèque nationale du Québec
Bibliothèque nationale du Canada
ISBN: 2-89089-582-3

Éditeur: Jacques Simard
Coordonnatrice à la production: Sylvie Archambault
Conception de la page couverture: Bernard Langlois
Photo de la page couverture: Canapress
Correction d'épreuves: Jocelyne Cormier

Infographie: Composition Monika, Québec

Impression: Imprimerie l'Éclaireur

DENIS LÉVESQUE

Les
Aphrodisiaques

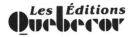
Les Éditions
Quebecor

Données de catalogage avant publication (Canada)

Lévesque, Denis, 1947-

  Les aphrodisiaques

  ISBN 2-89089-582-3

  1. Aphrodisiaques. 2. Troubles sexuels. I. Titre.

RM386.L48 1994   613.9'5   C94-940133-1

Table des matières

7

La quête éternelle

De tout temps, l'espèce humaine a cherché le moyen de mettre à profit les ressources terrestres (plantes, fruits et légumes) pour développer les plaisirs de l'amour et, en particulier, les plaisirs sexuels. La littérature et les livres d'histoire fourmillent d'anecdotes, dont on peut souvent mettre en doute la véracité, qui font état de cette quête éternelle. Qu'il suffise de rappeler ici les bacchanales célébrées chez les Romains ou encore le philtre magique qui a permis les amours fatales de Tristan et Iseult.

On a donné à tous ces produits plus ou moins suspects le nom d'aphrodisiaques du nom d'Aphrodite, déesse grecque de l'amour et de la fécondité.

Selon la version hésiodique, Aphrodite serait née de l'écume de la mer fécondée par le sang d'Ouranos (d'où l'origine de son nom qui signifie «née de l'écume»). Le pouvoir sensuel féminin qu'elle symbolise est représenté comme une force corruptrice et maléfique. Sa légende est composée d'épisodes divers concernant ses unions, ses interventions miraculeuses ou son action conforme à ses attributions. Elle favorise le mariage et l'amour en dehors de toute loi. On comprend pourquoi on a, depuis, associé son nom aux divers produits qui favorisent les performances sexuelles.

Aujourd'hui, les dictionnaires définissent les substances aphrodisiaques comme des éléments propres (ou supposés tels) à exciter le désir charnel, à faciliter l'acte sexuel.

Par définition donc, un aphrodisiaque devrait avoir l'un des effets suivants:

1- améliorer le comportement sexuel;

2- augmenter le désir;

3- chasser les inhibitions;

4- éveiller l'appétit sexuel par la stimulation du système nerveux;

5- accroître l'énergie physique;

6- combattre l'impuissance ou la frigidité;

7- renforcer les glandes ayant un rôle à jouer dans le comportement sexuel;

8- augmenter la production de sperme;

9- favoriser l'érection chez l'homme et prévenir les éjaculations précoces.

Peu de recherches scientifiques ont été faites sur les effets réels des aphrodisiaques. Ce que l'on sait, par contre, c'est que certains produits renferment en plus grande quantité des vitamines, des protéines ou des minéraux qui favorisent le fonctionnement des glandes et la circulation sanguine.

Il faut donc, dans ce domaine, se rabattre plutôt sur la sagesse populaire. À cet effet, il est intéressant de noter que, tout au long de l'histoire de l'humanité, les mêmes produits reviennent dans la composition de plats dits aphrodisiaques. C'est le cas par exemple des œufs, des huîtres, des épices et des poissons, pour ne nommer que ceux-là. Il faut croire que, sans connaître le principe des vitamines et des minéraux et leur rôle dans le fonctionnement de notre organisme, les Anciens constataient bien les effets de certains aliments sur le métabolisme humain. Si certains produits ou aliments peuvent laisser songeur quant à leurs effets, d'autres, par contre, provoquent des répercussions incontestables.

Il est peu d'aliments qui n'aient été, à une époque ou à une autre, dans un pays ou dans un autre, considérés comme aphrodisiaques. Mais, incontestablement, la préférence est toujours allée aux mets coûteux, exotiques, rares, et aux mélanges bizarres et fortement pimentés.

Mais il faut bien se rappeler une chose: si les vitamines A et E, par exemple, favorisent l'activité glandulaire, c'est d'abord et avant tout notre cerveau qui contrôle notre désir sexuel. On pourrait manger autant d'huîtres ou d'oeufs que notre estomac pourrait en supporter, si nous ne sommes pas en présence de l'être aimé avec lequel partager nos sensations, les résultats seront peu convaincants. Il n'est pas d'aphrodisiaques capables de rendre la vue à un aveugle de l'amour!

Les aphrodisiaques
à travers les âges

Faut-il faire remonter la quête des aphrodisiaques à l'âge du paradis terrestre? L'idée pourra paraître farfelue mais c'est pourtant, à n'en pas douter, la gourmandise qui a provoqué la chute d'Adam et Ève auxquels on avait interdit de goûter au fruit de l'arbre du Bien et du Mal. En dégustant ainsi le fruit défendu, ils découvrirent un puissant plaisir et cela, au prix de leur innocence. Mais laissons là ces considérations mythiques et faisons un saut dans la réalité historique du côté de la civilisation mésopotamienne.

Les paysans de Haute-Mésopotamie furent les premiers à cultiver les céréales et ils comprirent très vite qu'on pouvait en tirer un breuvage euphorisant en faisant macérer de l'orge et du mil. Ils venaient de découvrir la bière!

La tradition se transmit à travers les siècles et d'une société à l'autre si bien qu'à Babylone, deux millénaires plus tard, on en brassait des quantités prodigieuses. Son prix était contrôlé par l'État pour qu'elle demeure à portée de toutes les bourses. Si les femmes autant que les hommes appréciaient son pouvoir euphorisant, celles-ci découvrirent aussi ses qualités de cosmétique qui rendait leur peau plus douce.

À Carthage, c'était Tanit, déesse de la fécondité, de l'amour et des forces vitales, qui présidait aux orgies mystiques. L'histoire nous apprend qu'on y servait une bouillie euphorisante aux effets hallucinogènes, le «*puls punica*», un mélange de seigle ergoté à de la farine d'orge. On ajouta, plus tard, à ce mélange divers ingrédients comme des fleurs de câprier et de la chair de poisson séché.

À Alexandrie, les amours de César et de Cléopâtre se déroulèrent aussi sous le signe d'une cuisine aphrodisiaque typiquement égyptienne. Pour mieux étonner les illustres représentants de la République de Rome, Cléopâtre avait coutume, dit-on, de servir en entrée des œufs d'autruche durs, dépourvus de leur coquille. Après quoi suivait une spectaculaire autruche bouillie accompagnée d'une sauce à base de poivre, de miel, de moutarde et de vinaigre.

Après la dure période des conquêtes, Rome connut une paix prolongée qui inclinait au luxe et à la volupté. L'art de la gastronomie fut vite oubliée au profit d'interminables banquets qui s'achevaient en orgies. Rome devint la capitale de l'amour où fleurissait le commerce des philtres d'amour et autres aphrodisiaques. Dans son écrit intitulé *L'art d'aimer*, le poète Ovide chante les vertus du vin qui conforte l'amour. «Le vin prépare les âmes et les rend aptes aux chaleurs de l'amour.» Il le recommande aux femmes, à condition bien sûr qu'elles n'en abusent pas. «Tu ne fais pas mauvais ménage, Bacchus, avec le fils de Vénus, mais il faut encore que la tête puisse supporter le vin, et que l'esprit et la démarche restent fermes.»

Faisons un saut de quelques siècles encore et retrouvons-nous en France à l'époque de Charlemagne. Au palais d'Aix-la-Chapelle, des cuisiniers professionnels s'activaient vingt-quatre heures par jour pour satisfaire l'appétit des barons et comtes paladins. Les usages culinaires et les manières à table se civilisèrent. On découvrait aussi les parfums et les épices au goût exotique et au pouvoir aphrodisiaque. Des philtres d'amour typiquement français firent aussi leur apparition.

Avec le temps, on vit apparaître, dans la cuisine française, les mets à base d'angélique, une plante herbacée aux propriétés diurétiques et antispasmodiques bien établies, qui répand une agréable odeur camphrée et à laquelle on prêtait de mirobolantes vertus aphrodisiaques.

Il en fut de même des huîtres, des moules, des crevettes, des coquilles Saint-Jacques et autres fruits de mer qui enchantaient les papilles et favorisaient les ébats.

L'Espagne a aussi sa cuisine d'amour qu'elle tient principalement de l'occupation maure. Les Arabes qui résidèrent durant huit siècles dans le pays y ont imposé le goût de certains parfums, aromates et épices, tel le safran.

En Inde, depuis des siècles, sorcellerie et passion charnelle vont de pair. Les recettes aphrodisiaques les plus bizarres font appel à la poudre de corne de rhinocéros ou de griffes de tigre, de poils d'éléphant ou de pénis de crocodile. Une décoction d'orchidées sauvages aurait aussi des vertus fort impressionnantes, selon la légende.

En Chine, on privilégie les nids d'hirondelles et, en Australie, les queues de kangourous dans la cuisine aphrodisiaque. Comme quoi tout peut y passer à qui a un peu d'imagination!

Cinq sens plus un

La nature a voulu que l'être humain soit doté de cinq sens: l'ouïe, la vue, l'odorat, le toucher et le goût. Même si l'on prête, le plus souvent, à certains aliments des vertus aphrodisiaques à cause de leurs effets sur notre cerveau ou nos organes, il faut bien reconnaître que nos cinq sens participent à la célébration du plaisir qu'ils procurent.

L'ouïe

Dans le rituel amoureux, l'ouïe a un rôle important à jouer, ne serait-ce que pour apprécier le timbre de voix de notre partenaire et les mots doux que l'on s'échange.

23

C'est par l'oreille encore que l'on perçoit le rythme respiratoire de l'autre et ses réactions aux bienfaits que peuvent lui procurer les caresses.

À table, l'ouïe n'est pas absente non plus dans le processus de la découverte des plaisirs. Qui n'a pas réagi au son produit par le bouchon d'une bouteille de champagne qui éclate? On peut en convenir: c'est bien plus qu'un simple bruit que l'on entend, c'est toute la perspective d'un plaisir qui sera bientôt partagé.

L'odorat

Dans le rituel amoureux, les senteurs sont aussi de toute première importance. Plusieurs des aliments aphrodisiaques dont nous parlerons plus loin dégagent des arômes qui excitent ce sens et qui contribuent au plaisir. Les épices et les fines herbes, par exemple, donnent aux mets une dimension particulière que l'on ne peut pas ne pas apprécier.

Que dire aussi des parfums dont les partenaires s'enduisent pour plaire à l'autre? C'est le nez, bien sûr, qui les apprécie et ils favorisent les rapprochements lorsqu'ils sont choisis avec soin. Mais, même sans parfum, le corps a aussi son odeur propre qui suffit le plus souvent à conquérir le partenaire.

La vue

Notre œil nous permet de poser un regard sur les êtres et les choses qui nous entourent. Il participe donc, lui aussi, au rapprochement et à la conquête. La beauté de l'être aimé, qui est une notion tout à fait personnelle, suscite le plaisir et favorise les élans du cœur et de l'âme.

Il est essentiel aussi, lorsque l'on doit préparer un repas qui se veut aphrodisiaque, de faire les choses bellement. La présentation des plats, l'harmonie des couleurs, la disposition des aliments donnent une touche magique qui ne sera pas sans susciter les plus vives émotions. Il convient d'en tenir compte.

Le toucher

Nos ancêtres avaient la chance, pourrait-on dire, de manger avec leurs doigts. Ils pouvaient ainsi toucher les aliments, en apprécier la texture, la chaleur et il était même convenable de se lécher les doigts, ce qui permettait de capter jusqu'au bout la saveur des aliments. Les règles de civilité nous obligent maintenant à nous servir d'ustensiles. Devrait-on le regretter?

Heureusement, il est d'autres façons d'utiliser le toucher pour qu'il ait son rôle à jouer dans une démarche émotionnelle. On peut penser tout de suite aux caresses que s'échangent les partenaires. Mais le rituel peut aller beaucoup plus loin à qui a un peu d'imagination. Quoi de plus bienfaisant pour l'un et l'autre qu'un massage soigneusement prodigué en ayant

recours à des lotions parfumées!
Le massage permet de tonifier le
corps et de rendre la peau douce et
élastique, ce que l'on appréciera
dans la suite des choses. En un
mot, le massage stimule les sens,
autant pour celui qui l'administre
que pour celui qui le reçoit.

Le goûter

Est-il nécessaire de s'étendre lon-
guement sur l'importance de ce
cinquième sens quand il est ques-
tion d'aphrodisiaques? La bouche
permet d'apprécier la saveur des
aliments et les plus subtiles parti-
cularités de chacun. Il suffit donc
d'exalter le goût pour exalter les
sens. Ce qui a fait dire à un auteur
«qu'en matière de cuisine, et en
particulier de cuisine d'amour, il

convient que la science s'incline devant le goût, le meilleur guide qui soit sur la voie de l'érotisme».

Un sixième sens

En plus de ces cinq sens universellement reconnus, le gastronome français Brillat-Savarin nous en attribue un sixième: le sens génésique qui entraîne les sexes l'un vers l'autre et qui est si bien servi par l'ouïe, la vue, l'odorat et surtout le goût et le toucher.

Il y a d'étroits rapports entre ce sixième sens et celui de la gourmandise. Le siège des sensations de la gourmandise est la bouche; et la bouche nous est donnée non seulement pour manger mais aussi pour caresser. Mais, méfions-nous: la gourmandise, comme l'amour, est l'ennemi des excès. C'est pourquoi il faut préférer la qualité à la quantité. La limite du plaisir s'arrête là où commence l'effort.

Les aliments aphrodisiaques

Ail: L'ail favorise la circulation sanguine et, de ce fait, augmente la capacité érectile. Mais il faut toutefois noter que si une caresse d'ail revigore, un excès d'ail endort.

Anis: En France, où il est très populaire, le pastis, un alcool à base d'anis, est reconnu pour ses vertus aphrodisiaques.

Artichaut: Il est considéré comme un excellent apéritif aphrodisiaque. Au 18e siècle, ses qualités étaient si nettement reconnues que les jeunes filles n'osaient pas en manger.

Asperge: Cultivée depuis l'Antiquité, l'asperge est considérée comme l'alliée de l'amour et l'ennemie jurée de l'infidélité. Les Anciens avaient, par contre, une préférence marquée pour l'asperge sauvage, un aphrodisiaque plus puissant encore, disait-on.

Banane: Vous serez surpris de trouver la banane dans cette liste d'aphrodisiaques, mais c'est ce qu'on pourrait appeler un aphrodisiaque visuel. Neuf hommes mariés sur dix, auxquels leurs épouses avaient présenté, en toute décence, un dessert de bananes flambées, y ont perçu une allusion sexuelle directe.

Cannelle: Introduite en Europe par les navigateurs qui l'importèrent de l'Inde, la cannelle a rapidement séduit par l'attrait de son arôme et pour ses propriétés pharmaceutiques. Comme l'ail et l'oignon, la cannelle favorise la circulation sanguine et augmente la capacité érectile. Elle a, sur les deux autres, l'avantage de ne pas provoquer une haleine désagréable.

Caviar: Plutôt coûteux, direz-vous, mais il faut ce qu'il faut! C'est un mets fort ancien dont les vertus amoureuses sont célèbres. Si, par hasard, vous tombiez sur du caviar de béluga, n'hésitez pas: c'est, paraît-il, le plus reconstituant.

Céleri: Chez les Romains, le céleri représentait le symbole de la fertilité et on lui attribuait le mérite surprenant de lutter contre l'impuissance. Sa consommation a, de tout temps, été reconnue comme un signe de manque d'affection.

Champagne: Le champagne est le vin de l'amour, l'élexir qui réchauffe les âmes, le dictame qui nourrit les désirs. Il faut donc, suivant le conseil de Mallarmé, «ouvrir sa bouche à l'astre efficace des vins». Si on boit aujourd'hui le champagne dans des flûtes, il convient de rappeler qu'au 18e siècle, on utilisait des coupes à la rondeur moulée sur le sein de la Pompadour. Il s'agit peut-être d'un potin de l'époque mais il a son précédent. On peut en effet admirer, au château d'Anet en France, la coupe qu'Henri II avait commandée sur le modèle du sein de la très belle Diane de Poitiers.

Chocolat: Les Aztèques avaient, paraît-il, une charmante coutume: ils enduisaient leurs zones érogènes d'une bouillie de cacao. Ils disaient que cela rendait les baisers plus doux. Rien n'interdit d'en faire l'expérience! D'autre part, sa richesse en sels minéraux, en particulier en calcium, en fer et en magnésium, doit être soulignée, ainsi que la présence d'un alcaloïde à effet excitant, la théobromine.

Curcuma: Cette pointe de piquant agit, si elle n'est pas correctement dosée, comme le feu sur les centres sensoriels de l'appareil génital et se traduit par d'ardents rapports sexuels.

Fraise: La fraise ne renferme pas d'éléments nutritifs qui justifient son insertion dans cette liste de produits aphrodisiaques. Ici, ce sont la vue, l'odorat et surtout le goût qui sont mis à contribution pour aviver le plaisir. Partagées avec l'être aimé, les fraises peuvent faire des miracles dans l'élaboration des jeux de l'amour. Surtout si elles sont accompagnées de champagne avec lequel elles se conjugent admirablement.

Gelée royale: Aliment produit par les abeilles pour nourrir les jeunes larves et surtout la reine, la gelée royale agit sur les carences organiques, y compris la frigidité et l'impuissance sexuelle. En tant que puissant revitalisant, elle augmente les énergies physiques et donc aussi sexuelles.

Gingembre: La prérogative du gingembre, comme pour presque toutes les épices, est d'agir comme révulsif, c'est-à-dire de porter un intense afflux de sang aux organes périphériques. Cette bouffée de chaleur enflamme les désirs sexuels. Les Arabes particulièrement lui reconnaissent cette vertu et ne s'en privent pas...

Ginseng: Le ginseng, une plante de la famille des Araliacées, possède une racine comestible qui épouse la forme du corps humain. Les Chinois lui reconnaissent, depuis plus de 5000 ans, de remarquables qualités toniques et des vertus aphrodisiaques. Un livre de médecine chinois du quatrième siècle présente une liste de recettes exotiques dont les effets sont, paraît-il, remarquables sur l'appétit sexuel. En Inde, on fait valoir que le ginseng procure à l'homme, jeune ou vieux, la puissance d'un taureau.

Girofle (Clou): Les vertus du clou de girofle sont connues depuis l'Antiquité. Au fil du temps, la légende et la magie s'en sont emparées pour en faire des sortilèges et des philtres d'amour. Son arôme aigu et pénétrant stimule les perceptions sensorielles tout en favorisant une sensation euphorique.

Huîtres: À cause de leur forte concentration en zinc, les huîtres sont considérées comme un puissant aphrodisiaque. Le zinc augmente la production de testostérone et rend l'homme plus fertile. Elles sont, en même temps, une source de vitalité sexuelle. On dit que Casanova avait l'habitude d'en consommer une bonne douzaine avant de rendre visite à l'une de ses innombrables conquêtes.

Menthe: La menthe verte incite et favorise les jeux de l'amour. Prise en grande quantité, la tisane de menthe a pour vertu d'entraver le sommeil... ce qui permet de penser à autre chose!

Moules: Plus elles sont petites, charnues et savoureuses, plus les moules feront de l'effet à qui en consomme en grande quantité. Les nuits de pleine lune, les résultats sont surprenants.

Muscade: Aphrodisiaque olfactif, il suffit d'humer une préparation culinaire ou une liqueur à la muscade pour perdre la tête. Par ingestion, elle provoque un afflux de sang aux organes génitaux et favorise l'érection. Attention toutefois: une trop grande absorption peut provoquer des contractions abdominales. Comme quoi là aussi le danger croît avec l'usage. On prétend que c'est aux vertus de la muscade que les Chinoises doivent des dispositions amoureuses qui ont permis à un voyageur d'écrire: «Quiconque a couché avec une Chinoise ne veut plus coucher avec d'autres femmes».

Œuf: L'œuf possède un considérable pouvoir nutritif, tonique et, par suite, excitant, dû aux éléments protéiques de l'albumen et à la lécithine contenue dans le jaune. Pour vaincre sa frigidité légendaire, on dit que Mme de Pompadour buvait d'un trait une douzaine de jaunes d'œufs battus avec du céleri, des truffes et du chocolat râpé. Quatre produits aphrodisiaques valent sans doute mieux qu'un!

Oignon: Comme l'ail, l'oignon favorise la circulation sanguine et augmente la capacité érectile. Attention toutefois de ne pas faire fuir l'être aimé par votre haleine insupportable.

Patate douce: Appelée aussi «igname», la patate douce favoriserait la naissance de jumeaux lorsqu'elle est consommée en grande quantité. C'est du moins ce que l'on croit dans la tribu africaine Yorouba où les naissances multiples sont plus nombreuses que partout ailleurs dans le monde.

Pavot: Dans l'Énéide, Homère raconte qu'Hélène avait coutume de se servir de graines de pavot pour préparer, à l'intention de Ménélas, d'excitants breuvages. Malheureusement, la recette secrète s'est perdue dans la nuit des temps.

Piment: De tous les temps, le piment a été considéré, à juste titre, comme un excitant sexuel puissant. Rien de mieux pour raviver le grand feu de l'amour.

Poire: L'Histoire veut que la poire soit un fruit diabolique qui cause les débordements du corps et de l'âme et peut même engendrer la débauche. Tenez-vous-le pour dit!

Poisson: De tout temps, le poisson a été regardé comme un stimulant, à telles enseignes que Moïse en défendait l'usage aux Hébreux pour les éloigner de la volupté. Parce qu'il est très riche en vitamine A, le poisson favorise la fertilité masculine. Mais il est aussi une source appréciable de phosphore auquel on attribue un pouvoir énergétique important. Bien des gens considèrent le poisson comme un aliment qui éveille les sens et certains l'associent à la performance intellectuelle. Comment ne pas faire le lien entre ces deux vertus...

Poivre: Découvert par Marco Polo au cours de ses voyages en Orient vers 1300, le poivre a fait son apparition en Europe au 16e siècle après que Christophe Colomb en eut rapporté des Amériques pour en faire don aux souverains d'Espagne. Comme les autres épices, c'est un puissant stimulant des organes génitaux. L'abus peut provoquer des troubles du foie et des intestins.

Pomme: Même si on ne lui reconnaît pas de vertus à proprement parler aphrodisiaques, il convient d'inclure la pomme dans cette liste, ne serait-ce que pour rappeler que, selon la Genèse, c'est bien elle qui a précipité la chute d'Adam et Ève et que c'est à elle que l'humanité doit sa connaissance du Bien et du Mal.

Romarin: Connu depuis l'Antiquité, le romarin était alors considéré comme une plante sacrée. Il était utilisé dans les rites religieux et funéraires mais aussi lors des cérémonies nuptiales, car on pensait qu'il aidait à conserver l'amour. En plus de donner l'illusion réconfortante de l'éternelle jeunesse, le romarin donne confiance aux hommes complexés. Pour décupler ses vertus aphrodisiaques, il est suggéré de le faire infuser pendant douze heures avec de la sauge, de l'origan, de la menthe, de la muscade, du genièvre et du clou de girofle.

Sarriette: L'étymologie fait dériver le mot «*Satureja*» du mot satyre, homme morbidement enclin aux plaisirs sensuels. Puissant aphrodisiaque, c'est un excellent stimulant psychophysique des fonctions cérébrales et cortico-surrénales. La sarriette aide l'homme à surmonter les difficultés de concrétisation de l'acte sexuel parce qu'il possède des propriétés qui stimulent l'agressivité.

Sauge: Personne ne résiste à l'effet de la sauge. Les druides, ces prêtres gaulois et celtes dont tous reconnaissaient la grande sagesse, lui attribuaient le pouvoir de ressusciter les morts...

Truffe: Ce rare et très onéreux champignon souterrain contient un alcool très volatil dont la structure chimique rappelle étrangement celle de l'hormone mâle. Le grand gastronome français Brillat-Savarin écrivait, à son sujet: «Qui dit truffe prononce un grand mot qui réveille des souvenirs érotiques gourmands chez le sexe portant jupe et des souvenirs gourmands érotiques chez le sexe portant barbe.» Aujourd'hui encore, l'assertion reste on ne peut plus exacte.

Vanille: La vanille fait partie des aphrodisiaques encéphaliques ou psychogènes agissant sur le système nerveux central. Sur la stimulation sexuelle, elle agit indirectement à travers l'odorat.

Quelques recettes pour vous mettre en appétit

SOUPE AUX HUÎTRES

3 c. à table de beurre
$1/2$ tasse de jus d'huîtres
2 douzaines d'huîtres
2 tasses de lait
$1/2$ tasse de crème 15 %
sel — poivre

Fondre le beurre. Ajouter les assaisonnements, le jus d'huîtres et amener à ébullition.

Réduire la chaleur, ajouter les huîtres et mijoter jusqu'à ce que les bords commencent à tourner.

Ajouter le reste des ingrédients et chauffer quelques minutes au point d'ébullition.

SOUPE AUX ŒUFS ET AU FROMAGE

1 c. à table de beurre
2 c. à table d'échalote hachée
3 tasses de pommes de terre crues en cubes
8 tasses de bouillon de poulet
4 c. à thé de concentré pour bouillon de poulet en poudre
$1/2$ c. à thé d'origan
$1/2$ c. à thé de poivre
1 tasse d'oignon haché
1 tasse de lait
4 jaunes d'œufs
4 blancs d'œufs
2 tasses de fromage en grains
persil frais haché

Faire revenir les échalotes dans le beurre.

Ajouter les cubes de pommes de terre, le bouillon, le concentré, l'origan et le poivre. Laisser mijoter pendant 15 minutes.

Ajouter l'oignon haché et le lait et laisser mijoter pendant 10 minutes, à feux doux.

Ajouter délicatement les jaunes d'œufs en brassant continuellement. Faire de même avec les blancs d'œufs.

Retirer la soupe du feu et ajouter le fromage en grains. Le laisser ramollir avant de servir. Poudrer ce potage de persil haché.

SOUPE À L'AIL

2 tranches de pain rassis
4 gousses d'ail finement hachées
1 c. à thé de piment rouge
4 tasses d'eau
4 œufs
5 c. à table d'huile d'olive
sel

Faire frire le pain dans 2 c. à table d'huile d'olive.

Dans un autre poêlon, faire blondir l'ail dans 3 c. à table d'huile. Avant qu'il ne prenne vraiment couleur, ajouter les tranches de pain frites, saupoudrer de piment.

Couvrir d'eau froide, saler et cuire à feu doux 10 minutes.

Verser dans deux assiettes creuses allant au four. Casser deux œufs dans chacune et cuire au four à 350° F jusqu'à ce que les blancs soient coagulés. Servir immédiatement.

SOUPE AU POISSON

1 lb de filets de poisson frais
4 tranches de bacon en morceaux
$^3/_4$ tasse d'oignon coupé en dés
$^1/_2$ tasse de céleri coupé en dés
2 tasses de pommes de terre coupées en dés
1 c. à thé de sel
$^1/_8$ c. à thé de poivre
2 tasses de lait
eau bouillante
persil haché ou paprika

Couper les filets en morceaux d'un pouce. Sauter le bacon, le retirer de la poêle. Sauter les oignons et le céleri dans le gras de bacon, ajouter les pommes de terre, l'eau bouillante, le sel et le poivre. Mijoter jusqu'à ce que les légumes soient cuits, ajouter le poisson et mijoter encore 10 minutes. Ajouter le bacon et le lait et faire chauffer doucement sans bouillir. Servir cette soupe saupoudrée de peril haché ou de paprika.

SALADE DE COUSCOUS

$1/2$ tasse de couscous
1 tasse de bouillon de poulet
1 tasse d'oignon émincé
$1/2$ tasse de persil frais haché
$1/4$ tasse de basilic frais haché
$1/4$ tasse d'échalote hachée
$1/4$ tasse de menthe hachée
$1/2$ tasse de laitue hachée
2 c. à table de jus de citron
2 c. à table de jus de limette
2 c. à table de raifort
$1 1/2$ c. à thé de moutarde de Dijon
$1/4$ c. à thé d'estragon séché
1 tasse de pois chiches égouttés
sel et poivre
3 c. à table d'huile d'olive
12 feuilles d'endives
2 kiwis en tranches
6 olives noires

Mettre le couscous dans le bouillon de poulet bouillant; le retirer du feu, couvrir et laisser reposer jusqu'à ce que le couscous ait absorbé tout le bouillon. Laisser refroidir.

Mêler ensemble, dans un bol, le couscous, l'oignon, le persil, le basilic, l'échalote, la menthe, la laitue, les jus, le raifort, la moutarde, l'estragon, les pois chiches, le sel, le poivre et l'huile d'olive. Bien mêler et réfrigérer le tout pendant 20 minutes avant de servir.

Garnir les assiettes de service avec des feuilles d'endives. Dresser la salade de couscous dans l'assiette et décorer de tranches de kiwis et d'une olive noire.

PÊCHES FARCIES
AUX PÉTONCLES

4 pêches pelées et coupées en deux
2 tasses d'eau bouillante
1 c. à table de beurre
$1/4$ c. à thé de gingembre frais haché
$1/4$ c. à thé de menthe séchée
$1/2$ lb de pétoncles
2 c. à thé de beurre
$1/4$ tasse de jus de pêche
1 c. à thé de jus de lime
$1/4$ c. à thé de sel
2 c. à table de cognac
1 c. à table de fécule de maïs
1 c. à table d'eau
1 c. à table de cassonade
8 bouquets de persil frais

Faire pocher les pêches dans l'eau bouillante pendant 3 minutes; les retirer de l'eau et bien les égoutter.

Faire colorer les pêches au beurre, dans une poêle antiadhésive. Couper une petite tranche sous les pêches de façon à pouvoir les déposer dans un plat allant au four. Faire cuire à 350° F pendant 10 minutes, puis réserver.

Poudrer les pêches de gingembre et de menthe.

Assécher les pétoncles et les couper en deux dans le sens de l'épaisseur. Faire colorer les pétoncles au beurre. Ajouter les jus de pêche et de lime ainsi que le sel.

Faire chauffer le cognac et le verser sur les pétoncles, puis flamber.

Retirer les pétoncles de la sauce et les disposer sur les pêches.

Ajouter à la sauce la fécule de maïs préalablement dissoute dans l'eau. Ajouter la cassonade et verser cette sauce sur les pêches.

Garnir le tout de persil et servir ces pêches chaudes.

Accompagner ce mets de riz pilaf.

CROUSTADE DE FRUITS DE MER

Préparation
4 timbales
$1/2$ lb de pétoncles frais
$1/2$ lb de crevettes
$1/2$ tasse de vin blanc sec
$1/2$ tasse de champignons hachés
$1/2$ tasse de céleri haché
sel, poivre
1 feuille de laurier
1 échalote hachée
2 brins de persil

Apprêter les fruits de mer. Mélanger tous les ingrédients de la préparation et ajouter un peu d'eau si nécessaire pour couvrir légèrement. Porter à ébullition et laisser frissonner 5 minutes. Couler la préparation et mettre de côté. Remettre le liquide sur le feu et laisser réduire jusqu'à $1/4$ de tasse.

Sauce

4 c. à table de beurre
4 c. à table de farine
1 $1/2$ tasse de lait
$1/4$ tasse de crème 35 %
$1/4$ tasse de jus de cuisson
1 jaune d'œuf
sel, poivre
1 pincée de muscade
1 c. à thé de jus de citron
fromage à gratin
noisettes de beurre

Fondre le beurre au bain-marie, ajouter la farine d'un trait et cuire jusqu'à l'obtention d'un mélange mousseux. Retirer du feu. Ajouter le lait froid, la crème et le bouillon. Remettre sur le feu pour épaissir. Battre le jaune d'œuf à la fourchette, le réchauffer avec un peu de sauce et incorporer au mélange. Mettre les épices et le jus de citron. Mélanger à la première préparation. Garder au chaud. Avant de servir, verser sur les timbales et parsemer de fromage râpé et de noisettes de beurre. Gratiner à four moyen.

CARI INDIEN DU SUD

4 gousses d'ail
1 morceau de gingembre frais, de la
    grosseur de votre pouce
4 grains de poivre
$1/4$ tasse de poudre de cari indien
1 c. à thé de piment rouge fort émietté
1 c. à thé de curcuma
eau froide
6 c. à table d'huile d'arachide
1 oignon moyen, haché
2 tomates hachées
1 poulet en morceaux
$1 \, 1/2$ c. à thé de sel
eau bouillante
Riz bien chaud

Mettre l'ail, le gingembre, les grains de poivre, la poudre de cari, le piment rouge et le curcuma dans un mortier. Ajouter quelques gouttes d'eau froide et travailler le tout au pilon pour former une pâte épaisse.

Chauffer l'huile dans une poêle épaisse. Y cuire l'oignon à feu doux et en brassant jusqu'à ce que les bords soient légèrement brunis.

Ajouter la pâte au cari ainsi que les tomates. Bien mêler.

Ajouter les morceaux de poulet et le sel. Faire frire à feu moyen en brassant constamment la préparation et en retournant les morceaux de poulet, pendant 15 minutes.

Ajouter de l'eau bouillante pour couvrir les morceaux de poulet. Couvrir et faire mijoter de 30 à 45 minutes, jusqu'à ce que le poulet soit tendre.

Servir avec du riz bien chaud.

VEAU À LA GRECQUE

6 côtelettes de veau
2 gousses d'ail
3 c. à thé de beurre
$1/2$ tasse d'oignon émincé
1 tasse de poivron rouge émincé
1 tasse de poivron vert émincé
2 c. à table de vin blanc
$1/4$ c. à thé de poivre
1 tasse de bouillon de poulet
1 c. à table de persil haché
$1/2$ c. à thé de thym haché
1 c. à thé de sarriette
2 c. à table de sauce Chili
$1/4$ c. à thé de sauce Tabasco
1 c. à table de jus de citron

Frotter les côtelettes avec l'ail et piquer les gousses à l'intérieur de la viande.

Faire colorer les côtelettes dans 1 c. à thé de beurre, dans une poêle antiadhésive, et les mettre dans un plat allant au four.

Faire fondre 2 c. à thé de beurre dans une casserole et y faire suer l'oignon. Ajouter le poivron vert, le poivron rouge, le vin blanc, le poivre, le bouillon de poulet, le persil, le thym et la sarriette.

Verser le mélange sur les côtelettes et faire cuire au four à 350° F pendant 20 minutes. Couvrir et laisser cuire pendant encore 20 minutes.

Récupérer la sauce et la remettre sur le feu. Y ajouter la sauce Chili, la sauce Tabasco et le jus de citron. Verser cette sauce sur les côtelettes et servir sans tarder.

CARI D'AGNEAU

1/4 tasse de beurre
2 oignons moyens hachés
6 gousses d'ail moyennes hachées
1/2 c. à thé de poivre, de curcuma, de
    paprika
1/4 c. à thé de cannelle, de clou de
    girofle, de cumin, de gingembre
3/4 c. à thé de sel
2 piments forts (verts ou rouges) hachés
    finement
1 lb d'agneau très maigre, en cubes
1/2 tasse de yogourt nature
2 tomates moyennes, pelées et hachées
1/2 tasse d'eau
Feuilles de coriandre (facultatif)
Riz

Chauffer le beurre dans une rôtissoire ou
une casserole épaisse possédant un cou-
vercle lourd. Y sauter l'oignon et l'ail à
feu doux, pendant 3 minutes. Ajouter les
épices, le sel, le piment, l'agneau et cuire,
à feu doux et en brassant pendant 10 minutes.

Ajouter le yogourt et les tomates et laisser mijoter pendant 10 minutes encore. Ajouter l'eau, couvrir hermétiquement et faire mijoter de 1 à 1 $^1/_2$ heure, ou jusqu'à ce que la viande soit tendre.

Garnir de feuilles de coriandre et servir avec du riz.

TAJINE D'AGNEAU

2 c. à table d'huile
2 carrés d'agneau
$1/2$ tasse d'oignon haché
1 c. à thé de sel
1 c. à thé de poivre
$1/4$ c. à thé de safran
1 bâtonnet de cannelle
3 tasses d'eau
2 c. à table de miel
3 c. à table de beurre
1 tasse d'amandes entières grillées
1 tasse de dattes fraîches
1 c. à table de graines de sésame grillées

Faire chauffer l'huile dans une grande casserole antiadhésive et y faire colorer les carrés d'agneau. Les déposer dans un grand plat allant au four.

Faire suer l'oignon dans la même casserole et l'ajouter à l'agneau.

Ajouter le sel, le poivre, le safran et le bâtonnet de cannelle.

Mouiller avec l'eau et amener à ébullition. Poursuivre la cuisson au four à 350° F pendant 90 minutes.

Retirer les carrés d'agneau du plat de cuisson et ajouter le miel au jus. Remettre ce jus de cuisson sur le feu et le faire réduire jusqu'à l'obtention d'une tasse de liquide.

Retirer du feu et ajouter le beurre en fouettant constamment.

Couper les carrés d'agneau en tranches et les disposer dans un plat de service.

Mettre les amandes, les dattes et les graines de sésame sur la viande et y verser la sauce.

Donne 6 portions.

CÔTELETTES DE PORC À LA POLYNÉSIENNE

4 côtelettes de filet de porc épaisses
$1/4$ tasse de farine
1 c. à thé de sel
$1/4$ c. à thé de poivre
4 tranches minces de citron
4 tranches minces d'oignon
1 boîte de 19 onces d'ananas déchiquetés
2 c. à table de vinaigre
1 $1/2$ c. à table de fécule de maïs
$1/4$ c. à thé de gingembre
$1/8$ c. à thé de quatre-épices
$1/2$ tasse de raisins secs
2 c. à table de sauce soya

Enlever l'excès de gras des côtelettes et faire fondre un peu de ce gras dans une poêle épaisse, que vous pourrez ensuite mettre au four. Retirer les morceaux de gras et les jeter. Mêler la farine, le sel, le poivre et enfariner les côtelettes des deux côtés. Les déposer dans la poêle très chaude et les faire dorer à feu doux. Retirer du feu et déposer une tranche de citron et une tranche d'oignon sur chaque côtelette.

Mêler ensemble $1/4$ tasse de jus d'ananas, le vinaigre, la fécule de maïs, le gingembre et le quatre-épices et brasser jusqu'à ce que ce soit lisse. Chauffer l'ananas et ce qui reste de jus jusqu'au point d'ébullition. Baisser le feu et ajouter la fécule de maïs délayée, petit à petit en brassant constamment. Ajouter les raisins et la sauce soya. Cuire à feu doux, en brassant constamment, jusqu'à ce que la sauce soit épaisse.

Verser sur les côtelettes et couvrir la poêle hermétiquement. Cuire au four à 350° F durant 1 heure ou jusqu'à ce que les côtelettes soient tendres.

MOUSSAKA

2 c. à table d'huile
1 oignon moyen, haché finement
1 lb de bœuf haché
1 boîte de 5 $1/2$ onces de pâte de tomate
$3/4$ tasse d'eau
2 c. à thé de sel
$1/8$ c. à thé de poivre
1 pincée de cannelle, de muscade, de
    clou de girofle en poudre
$1/8$ c. à thé de thym séché
1 c. à thé de feuilles d'origan séchées
$1/2$ tasse de vin rouge
$1/2$ tasse de champignons
1 aubergine moyenne
sel
2 c. à table de beurre
2 c. à table de farine
$1/4$ c. à thé de sel
$1/8$ c. à thé de poivre
1 tasse de lait
1 œuf légèrement battu

Chauffer l'huile dans une poêle épaisse. Ajouter l'oignon et le sauter jusqu'à ce qu'il soit doré. Ajouter la viande et la brunir. Ajouter la pâte de tomate et l'eau et laisser mijoter 5 minutes.

Ajouter le sel, le poivre, la cannelle, la muscade, le clou, le thym, l'origan, le vin et les champignons. Mêler et laisser mijoter légèrement jusqu'à ce que la sauce épaississe.

Détailler l'aubergine sans la peler, en tranches de $1/2$ pouce d'épaisseur. Placer ces tranches dans une casserole et les couvrir d'eau bouillante. Chauffer à couvert jusqu'à ce que l'eau recommence à bouillir. Égoutter immédiatement.

Disposer dans un plat à cuire, en les alternant, des couches de viande et d'aubergine, en terminant par des aubergines. Saupoudrer légèrement de sel chaque couche d'aubergine.

Fondre le beurre dans une petite casserole. Ajouter la farine, du sel, du poivre et laisser bouillonner un peu. Retirer du feu, ajouter le lait d'un seul coup. Continuer la cuisson, à feu moyen en brassant constamment, jusqu'à ce que le mélange épaississe.

Verser petit à petit au moins la moitié du mélange dans l'œuf battu et remettre le tout dans la casserole. Cuire 1 minute, en brassant constamment. Verser sur la viande et l'aubergine.

Cuire au four, à 300° F de 40 à 45 minutes ou jusqu'à ce que la sauce bouillonne.

C'est un plat grec que les amateurs dégustent fortement assaisonné. On peut augmenter les quantités d'épices au goût.

HUÎTRES AU CHAMPAGNE
(ou au vin blanc)

4 douzaines d'huîtres
3 jaunes d'œufs
6 c. à table de crème 15 %
sel — poivre
1/2 bouteille de champagne
ou 2 tasses de vin blanc sec

Détacher la chair des huîtres de la coquille. Mettre dans un récipient avec l'eau des coquillages.

Ajouter le champagne et cuire sans ébullition pendant 3 minutes. Égoutter les huîtres et les remettre dans les coquilles qui auront été soigneusement lavées, brossées et essuyées.

Lier la sauce avec la crème dans laquelle on aura délayé les jaunes d'œufs. Assaisonner au goût.

Napper chaque huître avec cette sauce. Servir immédiatement.

POULET À LA MEXICAINE

$1/3$ tasse de farine
$1/2$ c. à thé de paprika
1 c. à thé de sel
$1/8$ c. à thé de poivre
1 poulet en morceaux
3 c. à table d'huile à cuisson
1 gousse d'ail finement hachée
2 piments verts en lanières
1 tasse de jus d'orange
1 tasse d'eau
1 c. à thé de piment rouge fort, séché et
    émietté
$2/3$ tasse de raisins de Corinthe

Mêler, dans un plat peu profond, la farine, le paprika, le sel et le poivre. Assécher les morceaux de poulet et les passer dans la farine pour bien les enrober. Garder ce qui reste de farine.

Chauffer l'huile dans une grande poêle épaisse et y brunir le poulet, de tous les côtés. Pousser le poulet d'un seul côté de la poêle et mettre, dans la partie libre, l'ail et le piment vert. Cuire à feu doux et en brassant, pendant 5 minutes. Étendre le poulet, saupoudrer de ce qui reste de farine et bien mêler. Ajouter le jus d'orange et l'eau, petit à petit en brassant. Chauffer jusqu'à ébullition, en brassant constamment. Parsemer de piment rouge fort et des raisins.

Couvrir la poêle et faire mijoter, en tournant le poulet de temps à autre, de 30 à 45 minutes, ou jusqu'à ce qu'il soit tendre.

ARROZ CON POLLO
(D'ESPAGNE)

1 c. à table d'huile
1 poulet coupé en huit morceaux
5 tranches de bacon coupées en lanières
1 tasse d'oignon émincé
1 gousse d'ail hachée
$1/2$ tasse de poivron rouge émincé
1 tasse de tomates concassées
$1/2$ c. à thé de paprika
3 tasses de bouillon de poulet
1 $1/2$ tasse de riz
$1/2$ c. à thé de sel
$1/8$ c. à thé de safran
$1/2$ tasse de pois verts
6 cœurs d'artichauts

Faire chauffer l'huile dans une grande poêle. Ajouter les morceaux de poulet et les faire colorer. Déposer le poulet dans un plat allant au four.

Faire sauter le bacon dans la poêle jusqu'à ce qu'il soit croustillant. Bien l'égoutter et l'ajouter au poulet.

Faire cuire, toujours dans la même poêle, l'oignon, l'ail et le poivron rouge jusqu'à ce qu'ils soient tendres. Les ajouter au poulet.

Ajouter les tomates concassées, le paprika, le bouillon de poulet, le riz, le sel et le safran. Amener à ébullition et faire cuire au four à 350° F pendant 45 minutes.

Retirer du four et ajouter les pois verts et les cœurs d'artichauts.

Donne 6 portions.

HUÎTRES EN CASSEROLE

10 onces d'huîtres fraîches
$1/4$ tasse de beurre
1 tasse d'oignon haché
$1/4$ tasse de céleri haché
1 tasse de liquide (le jus des huîtres et
de l'eau)
3 grosses tomates, pelées et hachées
$1/2$ tasse de vin blanc sec
$3/4$ tasse de riz à grain long, non précuit
2 c. à thé de sel
$1/4$ c. à thé de poivre
$1/8$ c. à thé de poivre de cayenne
1 pincée de muscade
1 paquet de 12 onces de petits pois
congelés

Chauffer le four à 325° F. Beurrer un plat
allant au four.

Bien égoutter les huîtres, en conservant
leur jus.

Chauffer le beurre dans une casserole. Y cuire l'oignon et le céleri à feu doux et en brassant constamment, pendant 3 minutes.

Ajouter la tasse de liquide ainsi que les tomates, le vin, le riz, le sel, le poivre, le poivre de Cayenne et la muscade. Chauffer jusqu'à ébullition.

Retirer du feu et ajouter les petits pois.

Verser dans le plat à cuire. Couvrir hermétiquement et cuire au four une heure ou jusqu'à ce que le riz soit tendre et la préparation entière tendre mais non plus humide.

Retirer le plat du four et y ajouter les huîtres, en les enfonçant dans la préparation.

Continuer à cuire au four, à découvert, environ 10 minutes.

Servir immédiatement.

BANANES À LA JAVANAISE

2 bananes
1 ananas pas trop mûr
2 œufs
1 pincée de sel
1 pincée de paprika
1 c. à thé de gingembre
2 c. à table de farine
huile d'arachide
2 onces de noisettes
2 onces de pistaches

Couper les bananes dans le sens de la longueur. Découper l'ananas en tranches. Piler les noisettes et les pistaches.

Battre les œufs entiers dans une casserole avec le sel et le paprika et plonger les fruits dans ce mélange pendant 30 minutes.

Disposer les morceaux de fruits sur une assiette, les saupoudrer de gingembre et les passer rapidement dans la farine avant de les faire dorer à la poêle dans l'huile chaude.

Éponger le surplus de matières grasses en posant les fruits sur du papier absorbant. Les parsemer des noisettes et des pistaches pilées et servir chaud, en garniture d'un plat de viande ou de poisson.

On peut aussi servir ces fruits en dessert. Il faut alors les asperger de miel avant de répartir les noisettes et les pistaches dessus.

GÂTEAU AU CHOCOLAT

1 tasse de beurre ramolli

2 tasses de sucre

4 jaunes d'œufs

$^1/_2$ tasse de crème 35 %

1 tasse de pommes de terre en purée

1 tasse d'amandes moulues

4 onces de chocolat non sucré, fondu

1 c. à thé d'essence de vanille

2 c. à thé de rhum

1 c. à thé de cannelle moulue

1 $^1/_2$ tasse de farine tout-usage

2 c. à thé de poudre à pâte

4 blancs d'œufs

Faire chauffer le four à 325° F.

Beurrer et fariner un moule tubulaire à parois amovibles de 10 po de diamètre.

Battre le beurre avec le sucre, jusqu'à l'obtention d'un mélange crémeux.

Ajouter, en fouettant, les jaunes d'œufs, la crème, la purée de pommes de terre, les amandes moulues, le chocolat fondu, l'essence de vanille et le rhum. Bien mélanger jusqu'à ce que le mélange soit crémeux.

Tamiser ensemble la cannelle, la farine, la poudre à pâte et incorporer délicatement ces ingrédients au premier mélange à l'aide d'une spatule.

Battre les blancs d'œufs en neige ferme. Les incorporer au premier mélange.

Verser dans le moule et faire cuire pendant 90 minutes.

Retirer le gâteau du four et le laisser reposer pendant 15 minutes avant de le démouler. Laisser refroidir.

Garniture
$1/2$ tasse de confiture de framboises
Glaçage au chocolat
3 c. à table de beurre ramolli
1 $1/2$ tasse de sucre à glacer tamisé
2 c. à table d'eau
2 c. à thé de café soluble
1 once de chocolat non sucré fondu
1 c. à table de rhum
$1/2$ c. à thé d'essence de vanille

Mélanger le beurre avec le sucre à glacer jusqu'à l'obtention d'un mélange crémeux. Ajouter le café préalablement dissous dans l'eau, puis les autres ingrédients et battre jusqu'à consistance crémeuse.

Découper le gâteau horizontalement et étendre la confiture de framboises sur la partie de bas. Rassembler les deux parties et couvrir le gâteau du glaçage au chocolat.

TARTE AU CHOCOLAT

1 œuf
$^1/_2$ tasse de sucre
3 c. à table de fécule de maïs
1 $^1/_2$ c. à table de cacao
2 tasses de lait
$^1/_2$ c. à thé de vanille
2 c. à table de beurre

Mettre dans un bain-marie l'œuf battu, le sucre, le cacao et la fécule de maïs. Bien mélanger. Ajouter le lait et cuire jusqu'à ce que le mélange soit épais. Retirer du feu, ajouter le beurre et la vanille. Refroidir et verser dans une abaisse de tarte cuite. Garnir de crème fouettée.

GÂTEAU AU POIVRE

$1/2$ tasse de beurre
$1/2$ tasse de sucre
2 œufs
1 tasse de mélasse
$1/4$ tasse de crème sûre
2 tasses de farine
1 c. à thé de bicarbonate de soude
$1/2$ c. à thé de cannelle moulue
$1/2$ c. à thé de muscade moulue
1 c. à thé de poivre noir
1 tasse de raisins secs

Battre le beurre avec le sucre à l'aide d'un batteur électrique, jusqu'à ce que le mélange soit crémeux.

Ajouter les œufs et bien mélanger.

Incorporer la mélasse et la crème sûre.

Tamiser ensemble la farine, le bicarbonate de soude, la cannelle, la muscade et le poivre noir. Ajouter à la préparation liquide et bien mélanger.

Ajouter les raisins secs.

Verser dans un moule rond de 9 pouces tapissé d'un papier sulférisé et cuire au four à 350° F pendant 50 minutes.

Garnir le gâteau d'un glaçage au fromage à la crème.

TARTE AUX ŒUFS CARAMÉLISÉE

Pâte brisée
4 œufs
$3/4$ tasse de sucre à fruits
2 c. à table de beurre fondu
1 $1/4$ tasse de lait chaud
$1/4$ c. à thé de muscade moulue

Abaisser la pâte brisée et foncer d'une abaisse une assiette à tarte de 9 pouces. La laisser cuire au four à 350° F pendant 10 minutes.

Bien battre les œufs dans un bol, à l'aide d'un batteur électrique. Ajouter le sucre.

Ajouter le beurre, le lait et la muscade.

Verser ce mélange dans l'abaisse et faire cuire au four à 350° F pendant 30 minutes.

Garniture

2 c. à table de beurre fondu
$^1/_2$ tasse de cassonade
$^1/_3$ tasse de pacanes hachées

Bien mélanger les trois ingrédients et parsemer ce mélange sur la tarte. Faire caraméliser la surface sous le gril du four pendant 3 à 5 minutes.

Servir cette tarte tiède ou froide.

BABA AU RHUM

A) $1/2$ tasse de sucre
   2 œufs
   1 tasse de farine
   $1/4$ tasse de lait
   1 enveloppe de levure
   1 c. à thé de sucre
B) $3/4$ tasse d'eau
   3 c. à table de sucre
   2 c. à table de rhum

A) Battre les jaunes d'œufs avec le sucre jusqu'à l'obtention d'une belle crème jaune pâle. Ajouter en alternant la farine et le lait, en terminant par la farine. Tremper la levure dans $1/4$ tasse d'eau tiède avec 1 c. à thé de sucre. L'ajouter à la pâte. Ajouter les blancs d'œufs battus en neige.

Verser dans des petits moules beurrés et cuire à 325° F durant 20 minutes environ.

B) Ajouter le sucre à l'eau et faire bouillir quelques minutes. Ajouter le rhum et en arroser aussitôt les gâteaux qui sortent du four afin que le liquide pénètre complètement.

SAVARIN AU RHUM — Avant de servir le baba, le couper en deux dans le sens de l'épaisseur et remplir l'intérieur de crème pâtissière, de crème fouettée ou de crème glacée à la vanille.

CRÈME SABAYON

8 à 10 janues d'œufs
1 1/4 tasse de sucre
3 verres de vin
2 c. à table de kirsch

Battre les jaunes d'œufs. Y incorporer le sucre graduellement jusqu'à l'obtention d'une belle crème pâle. Ajouter le vin — au goût, du vin blanc sec ou du porto — puis placer sur le feu au bain-marie. Faire prendre la crème en fouettant légèrement. Parfumer au kirsch.

Chaude, la crème sabayon peut être servie sur les poudings.

Froide, elle peut être servie comme breuvage dans une coupe à champagne.

ÉLIXIR DORÉ

5 abricots mûrs à point
2 jaunes d'œufs
2 c. à table de miel
1 verre de vin blanc
5 noisettes grillées

Dénoyauter les abricots. Broyer les noisettes en poudre.

Passer tous les ingrédients au mélangeur. Laisser reposer au réfrigérateur.

Servir bien frais, après avoir agité le flacon pour homogénéiser le mélange.

Mes recettes aphrodisiaques

_____

_____

_____

_____

_____

_____

_____

_____

_____

_____

_____

_____

_____

_____

_____

_____

_____